BEI GRIN MACHT SICH IHR
WISSEN BEZAHLT

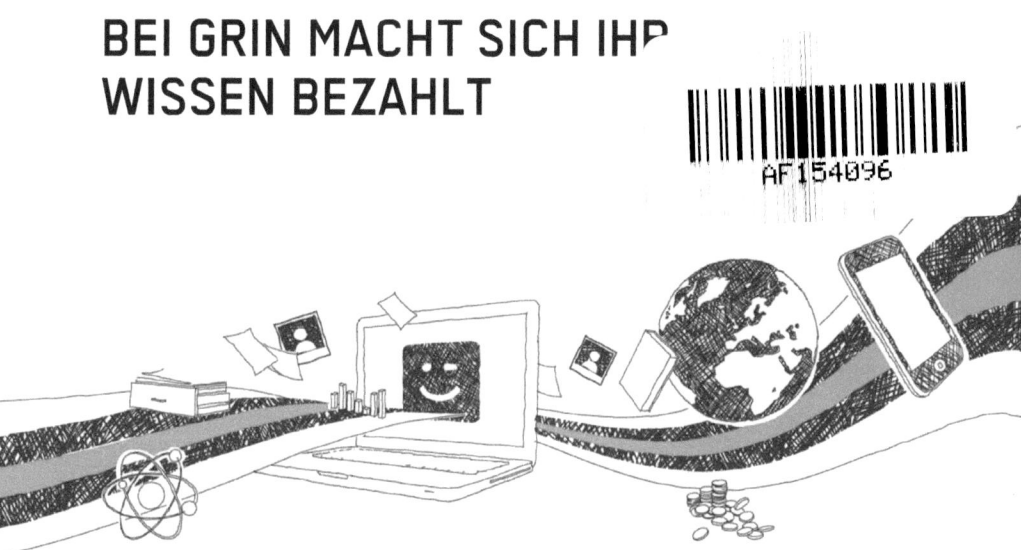
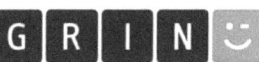

Bibliografische Information der Deutschen Nationalbibliothek:

Die Deutsche Bibliothek verzeichnet diese Publikation in der Deutschen National-
bibliografie; detaillierte bibliografische Daten sind im Internet über http://dnb.d-
nb.de/ abrufbar.

Impressum:

Copyright © 2019 GRIN Verlag
Druck und Bindung: Books on Demand GmbH, Norderstedt Germany
ISBN: 9783346237040

Dieses Buch bei GRIN:

https://www.grin.com/document/917090

Arno Peise

Gesundheitsförderung und Prävention in Lebenswelten am Beispiel Schule

GRIN Verlag

GRIN - Your knowledge has value

Der GRIN Verlag publiziert seit 1998 wissenschaftliche Arbeiten von Studenten, Hochschullehrern und anderen Akademikern als eBook und gedrucktes Buch. Die Verlagswebsite www.grin.com ist die ideale Plattform zur Veröffentlichung von Hausarbeiten, Abschlussarbeiten, wissenschaftlichen Aufsätzen, Dissertationen und Fachbüchern.

Besuchen Sie uns im Internet:

http://www.grin.com/

http://www.facebook.com/grincom

http://www.twitter.com/grin_com

Deutsche Hochschule für

Prävention und Gesundheitsmanagement

Hermann Neuberger Sportschule 3

66123 Saarbrücken

Einsendeaufgabe

Fachmodul:	Gesundheitsförderung und Prävention in Lebenswelten
Studiengang:	Gesundheitsmanagement
Datum **Präsenzphase:**	**01.04.2019 – 04.04.2019**
Name, Vorname:	Peise, Arno
Studienort:	**Hamburg**
Semester:	**WS 2016**

Inhaltsverzeichnis

1 Analyse der Ausgangssituation

1.1 Allgemeine Rahmenbedingungen

Im Rahmen der Gesundheitsförderung in Lebenswelten wird das Setting einer Grundschule in Hamburg untersucht. Die Daten wurden in Absprache mit der Schulleitung erhoben. Auf Wunsch des Elternrates und der Schulleitung wurde der Name der Schule und des Stadtteils anonymisiert. Die Schule wird im Folgenden als „Grundschule am Berg" bezeichnet.

Tabelle 1: Informationen zur Grundschule am Berg (eigene Darstellung)

Name	Grundschule am Berg (anonymisiert)
Schulsystem	Grundschule mit Förderschwerpunkt „soziales Verhalten und emotionale Entwicklung" (Klassen 1 – 6)
Standort	Hamburg
Größe der Schule	Am Standort befinden sich sowohl das Lehrgebäude (30 Unterrichtsräume), ein Innenhof mit Sitz- und Spielflächen (ca. 3000 m²), als auch ein Sportplatz und eine Turnhalle. Derzeit werden 20 Schulklassen unterrichtet.
Öffnungszeiten	Montag bis Freitag 06:00 – 18:00 Uhr
Soziale Rahmenbedingungen	Entsprechend dem ortsgebundenen Stadtteil hat die Schule einen überdurchschnittlich hohen Anteil an Schülern mit Migrationshintergrund. Die Kinder kommen zu großen Teilen aus sozial benachteiligten Familien.
Betreuung	Offene Ganztagsschule mit Früh-, Spät- sowie Ferienbetreuung; Unterricht mit sonder- und sozialpädagogischer Betreuung bei Bedarf

1.2 Personengruppen im Setting

Folgende Tabelle verdeutlicht welche Personengruppen ihren Alltag im Setting verbringen.

Tabelle 2: Personengruppen im Setting (eigene Darstellung)

Personengruppe	Anzahl	Altersstufen in Jahren	Geschlechtsverhältnis
Lehrkräfte	42	26 – 64	Frauen: 31 Männer: 11
Schüler	365	6 – 13	Mädchen: 168 Jungen: 197
Pädagogisches Hilfspersonal (Sozial- und Sonderpädagogen)	12	32 – 54	Frauen: 9 Männer: 3
Nicht pädagogisches Personal	5	Keine Angaben	Frauen: 1 Männer: 4

1.2.1 Rahmenbedingungen der Lehrer

<u>Alltagssituation:</u>

In der Grundschule am Berg befinden sich 42 Lehrer in der Altersspanne von 26 – 64 Jahren. 31 Lehrer, also rund dreiviertel von ihnen, sind weiblich, lediglich 11 Lehrer sind männlich. Der größte Teil des Personals ist verbeamtet, nur wenige Lehrkräfte befinden sich im Referendariat oder sind auf Probe im Beamtenstatus. Das Aufgabenspektrum ist vielfältig. Neben der Vorbereitung, Durchführung und Nachbereitung des Unterrichts haben viele Lehrer engen Kontakt zu den Eltern der „Problemkinder" der jeweiligen Klasse. Ein Teil der Arbeitszeit findet demnach außerhalb der Schule, bei Elterngesprächen und Hausbesuchen statt. Nicht selten kommt es zu Überstunden, welche weder vergütet, noch mit Freizeit ausgeglichen werden können. Ebenfalls steht es den Lehrern frei, ihre Unterrichtsvor- und Nachbereitung von zu Hause zu erledigen. Durch das System der Ganztagsschule decken die Lehrer auch eine Hausaufgaben- und Lernbetreuung ab. Oft besteht ein Mangel an pädagogischem Hilfspersonal im Unterricht und in der Anschlussbetreuung. In der Mittagspause können die Lehrer das Angebot der Schulkantine nutzen. Es besteht ein Rauchverbot an der gesamten Schule. Sportmöglichkeiten und Erholungsräume sind für die Lehrer nicht vorhanden.

<u>Fazit:</u>

Es besteht die Gefahr, Probleme der Schüler mit nach Hause zu nehmen und sich auch über die Arbeitszeit hinaus damit zu beschäftigen. Dies kann zu emotionalem Stress im Alltag der Lehrer führen. Es entwickelt sich ebenfalls eine Gefahr der Überlastung. Durch die Ganztagsbetreuung entsteht oft eine enge emotionale Bindung zwischen den Lehrern und den Schülern. Dies ist durch die Sprachbarrieren der Kinder mit Migrationshintergrund und deren Eltern erschwert. Die Lehrer sind starkem Stress durch die Mangelbesetzung des pädagogischen Hilfspersonals ausgesetzt, den Lehrplan einzuhalten und trotzdem jedem Schüler im Unterricht gerecht zu werden. Die Gefahr der Überlastung besteht ebenfalls in der Anschlussbetreuung durch fehlendes Personal. Es mangelt den Lehrern oft an Freiräumen während des Schulaufenthaltes, die Pausen als Erholung für sich zu nutzen. Ebenfalls entsteht durch die Überstunden und das fehlende Angebot der körperlichen Betätigung oft ein Bewegungsmangel bei den Lehrern. Gesundheitsförderlich hingegeben ist das strikte Rauchverbot an der Schule. Durch diesen Aspekt haben viele Lehrer das Rauchen komplett eingestellt. Zudem ermöglicht die vorhandene Schulkantine den Lehrern eine ausgewogene warme Mahlzeit am Tag zu sich zu nehmen.

1.2.2 Rahmenbedingungen der Schüler

Alltagssituation:

In der Grundschule am Berg befinden sich 365 Schüler in der Altersspanne von 6 – 13 Jahren. Es gibt 168 Mädchen und 197 Jungen an der Schule. Die Schüler verteilen sich gleichmäßig auf die Jahrgangsstufen 1 – 6. Die Kinder sind zwischen 6 und 18 Uhr von montags bis freitags auf dem Schulgelände. Die Elternhäuser der Schüler liegen in einem Umkreis von bis zu 10 km um die Schule. Die Unterrichtseinheiten haben eine Länge von 60 Minuten mit wechselnden Pausenlängen dazwischen. Die Schulklassen haben sehr unterschiedliche Lerngeschwindigkeiten. Dies soll durch pädagogisches Hilfspersonal ausgeglichen werden, was durch den Fachkräftemangel jedoch nicht immer realisierbar ist. Im Anschluss an den Regelunterricht gibt es ein kostenloses Bildungs-, Freizeit-, und Sportangebot für die Schüler bis 18 Uhr. Zur Mittagszeit wird eine warme kostenpflichtige Mahlzeit an der Schulkantine angeboten. Es herrscht absolutes Rauch- und Handyverbot an den Schulen. Das Verbot der Handys ist erschwert umsetzbar, weil die Schule auf die Kooperation der Eltern angewiesen ist.

Fazit:

Durch die große Streuung der Elternhäuser ist es den Kindern erschwert auch über die Schulzeit hinaus Kontakt untereinander zu halten und Freundschaften zu vertiefen. Die verschiedenen Migrationshintergründe erschweren dies zudem durch kulturelle Unterschiede der Elternhäuser. Positiv hingegen ist die lange Aufenthaltsdauer in der Schule zur Vertiefung der geschlossenen Freundschaften der Schüler. Durch den Personalmangel werden oft nicht alle Schüler durch die Lehrer im Unterricht erreicht oder können ihr Potential nicht voll ausschöpfen. Dies kann einen Einfluss auf die geistige Gesundheit der Kinder haben. Kooperationen mit Vereinen und Spitzenverbänden ist ein Qualitätsmerkmal der Schule. Hier werden sowohl der soziale Umgang miteinander geschult, als auch auf eine ausreichende sportliche Betätigung wert gelegt und diese gefördert. Eine ausgewogene Ernährung kann durch das kostenpflichtige Angebot der Schulkantine und die freiwillige Teilnahme nicht gewährleistet werden. Das Rauch- und Handyverbot der Schule ist ein wichtiger Bestandteil der Suchtprävention und Gesundheitsförderung.

1.3 Analyse gesundheitsbezogener Daten

Nachfolgend wird die Gesundheitssituation der ausgewählten Personengruppen schul-übergreifend dargestellt.

1.3.1 Allgemeine Datenlage zur Gesundheitssituation der Schüler

Der größte Teil der 0- bis 17-Jährigen Kinder ist laut Auskünften der Eltern bei sehr guter oder guter Gesundheit (RKI, 2013, S. 9). Dieser Einschätzung stehen jedoch einige der nachfolgenden Statistiken und Zahlen konträr gegenüber.

Körperliche Aktivität:

Sozial benachteiligte Mädchen sind seltener in der Freizeit sportlich aktiv, wobei die große Mehrheit der Kinder im Alter von bis zu 10 Jahren regelmäßig Sport treiben. Etwa 77% der 3- bis 10-Jährigen treiben bis zu fünf mal in der Woche Sport (RKI, 2013, S. 17). Hier hat die ganztägige Betreuung in der Grundschule am Berg ein besonderes Merkmal. Durch die Kooperation mit verschiedenen Spitzenverbänden wird beim Großteil der Kinder eine ausreichende körperliche Aktivität über das kostenlose Angebot im Rahmen der Ganztagsbetreuung nach dem regulären Unterricht sichergestellt. In anderen Schulsystemen hat das Setting lediglich durch den schulischen Sportunterricht oder das Pausenangebot auf dem Schulhof Einfluss auf die körperliche Aktivität der Schüler.

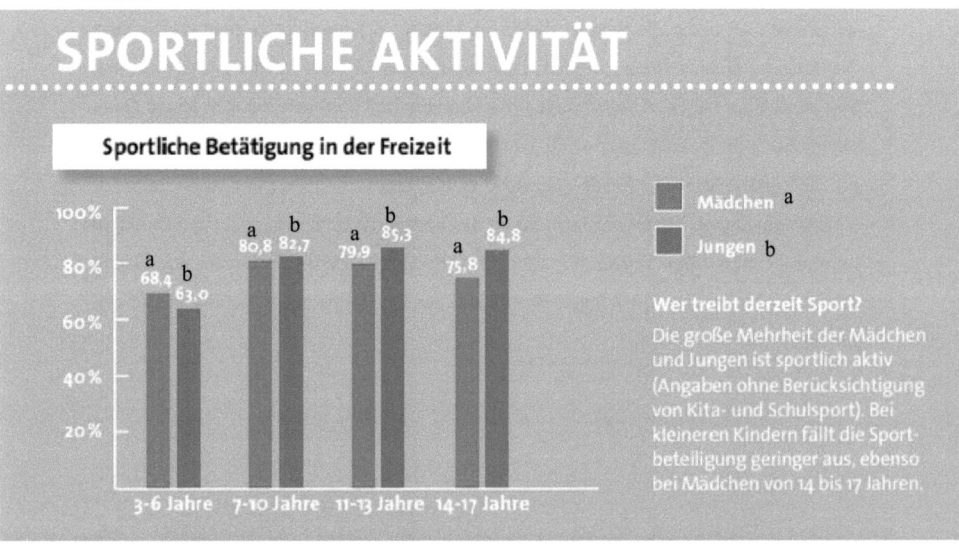

Abbildung 1: Sportliche Aktivität bei Kindern und Jugendlichen (RKI, 2013, S. 18)

Entsprechend Abb. 1 besteht bei den Kindern der Grundschule, beispielsweise bei den Kindern der Grundschule am Berg, in der Altersstufe 6 – 13 Jahre kein hohes Ausmaß an Bewegungsmangel. Jedoch unterscheiden sich die bevorzugten Sportarten entsprechend der Geschlechter. So sind beispielsweise Jungen mehr am Fußball interessiert und Mädchen eher am Gymnastik und Turnen (RKI, 2013, S. 18). Auch hier hat die vielfältige Anschlussbetreuung an den Unterricht einen fördernden Charakter an der gewählten Schule.

Konsumverhalten und BMI:

Beim Essverhalten sind deutliche Defizite entsprechend der Empfehlung der DGE (2012) festzustellen. Lediglich 12,2 % der Mädchen und 9,4 % der Jungen erfüllen die Forderung der Obst- und Gemüsemengen. Beim Konsum von Süßgetränken weist die Statistik einen, vom Geschlecht unabhängigen, gesundheitsschädigenden Anstieg im Alter von 6 bis 13 Jahren auf (RKI, 2012, S. 34). Die Grundschule am Berg versucht diesem Umstand mit einer Schulkantine entgegen zu wirken. Es kann jedoch kein Einfluss auf die gewählte Mahlzeit, noch auf das Frühstück oder Abendbrot der Kinder Einfluss genommen werden. Oft fehlt es den Eltern der Kinder an Hintergrundwissen eine kindgerechte Ernährung durchzusetzen. Dies wirkt sich ebenfalls auf den BMI aller Grundschulen aus. Etwa 9 % der 3- bis 6-Jährigen und 15 % der 7- bis 10-Jährigen Kinder sind übergewichtig (RKI & BzgA, 2008). Ein erhöhtes Risiko besteht bei Kindern mit Migrationshintergrund oder Familien mit niedrigem Sozialstatus (Kurth & Rosario, 2007, S. 7). Der Umstand des sozialen Status und der erhöhte Anteil an Kindern mit Migrationshintergrund wirkt sich auch auf den BMI der Kinder der Grundschule am Berg aus. Neben dem fehlenden Wissen, sind oft auch die finanziellen Möglichkeiten nicht vorhanden, die Kinder gesundheitsbewusst zu ernähren. Die kostenpflichtige Schulkantine wird nicht für alle Kinder der Schule aus finanziellen Gründen genutzt.

Drogenkonsum:

Mit steigendem Alter steigt auch der Anteil der Jugendlichen welche bereits Alkohol konsumiert haben erheblich an. Beispielsweise haben unter den 11- bis 13-Jährigen zwischen 6,9 % und 17,4 %, abhängig von Geschlecht und Alter, bereits Alkohol konsumiert (RKI, 2012, S. 35). Das Rauchverhalten stellt ebenfalls einen erheblichen Risikofaktor im jungen Alter dar, weshalb sich die Schule am Berg für ein striktes Rauchverbot ausgesprochen hat. Aufgrund fehlender Auffälligkeiten wurden bezüglich des Alkoholkonsums noch keine Maßnahmen getroffen. Das fehlende Verbot könnte in Zukunft einen negativen Einfluss auf den Konsum von Alkohol an der Schule haben.

Mediennutzung:

Die Mediennutzung während des Schulaufenthaltes betrifft zum größten Teil den Gebrauch von Smartphones. Hierbei ist ein stetiger Anstieg abhängig vom Alter festzustellen. Im Alter von 6 bis 7 Jahren besitzen etwa 4 % ein Smartphone, bei den 10- bis 11-Jährigen sind es bereits 43 % und 61 % der 12- bis 13-Jährigen (mpfs, 2017b). An der Grundschule am Berg gibt es ein Handyverbot während des Schulaufenthaltes welches jedoch schwer umsetzbar ist. Aufgrund des Brennpunktstatus der Schule legen viele Eltern wert darauf ihre Kinder stets erreichen zu können. Zwar stellt der Gebrauch eines Smartphones nur einen geringen Teil der Mediennutzung des gesamten Tages der Altersgruppen dar, bietet jedoch aufgrund des technischen Fortschritts viel Potenzial zur Steigerung (mpfs, 2017a).

1.3.2   Allgemeine Datenlage zur Gesundheitssituation der Lehrer

Psychische Belastungsparameter

Der Rückgang gesundheitlich begründeter Pensionierungen deutet auf eine Verbesserung der Gesundheitssituation der Lehrkräfte hin. Diese fielen beispielsweise im Jahr 2000 von 64 % auf 22 % im Jahr 2009 ab (Destatis, 2017). Doch mit Blick auf die Ausfallzeiten zeichnet sich ein anderes Bild ab. Vor allem psychische Gesundheitsprobleme dominieren die Arbeitsunfähigkeitstage mit mehr als 50 %, darauf folgen Muskel-Skelett-Erkrankungen mit 17 % der Ausfälle (Krause et al. 2010, S. 59). Die von Bornout betroffenen Lehrkräfte variieren je nach methodischer Vorgehensweise der Untersuchungen zwischen 10 und 50 %, nicht zuletzt, weil der chronische Erschöpfungszustand bislang nicht eindeutig definiert wurde (Krause et al. 2010).

Verschiedene Faktoren haben direkten Einfluss auf die Gesundheit der Lehrer. Hierzu zählen unter anderem das Schülerverhalten im Unterricht, die schulischen Rahmenbedingungen oder gesellschaftliche Veränderungen (Schaarschmidt, 2011). Diese Faktoren und die steigende Anzahl der Bornout-Patienten lässt sich gut aus der Situation der Grundschule am Berg ableiten. Die schulischen Rahmenbedingungen, beispielsweise zu große Klassen oder das Fehlen der Fachkräfte, wurde bereits in Kapitel 1.2 thematisiert.

Hierbei kommt es zu einer starken Belastung während des Unterrichtes und durch das Fehlen von Pausenräumen für Lehrer wird dieser Stress von Stunde zu Stunde im Arbeitstag weiter gesteigert. Das Schülerverhalten spielt in diesem Zusammenhang ebenfalls eine große Rolle. Durch den teilweise niedrigen Sozialstatus und die verschiedenen Migrationshintergründe wird ein fachlicher Unterricht, bei welchem alle Schüler erreicht werden sollen, erschwert. Der vorgeschriebene Rahmenlehrplan setzt die Lehrer zudem unter Druck ihren Stoff inhaltlich in einem gewissen Zeitfenster zu vermitteln. Dies führt oft zu Überstunden und einer Vermischung von Arbeit und Freizeit (Scheuch et al. 2015).

Kardiovaskuläre Risikofaktoren:

Das vergleichsweise geringe Maß an Muskel-Skelett-Erkrankungen wird durch eine geringere Ausprägung der klassischen Risikofaktoren deutlich.

Sowohl Rauchverhalten, Übergewicht als auch Fettstoffwechselstörungen sind bei Lehrerinnen und Lehrern positiver ausgeprägt als im Bevölkerungsvergleich. Ebenso treiben etwa 73,2 % der Lehrerinnen regelmäßig Sport, wobei es im Bevölkerungsvergleich nur 65,6 % sind (Scheuch et al. 2015).

Dem Verhalten zuträglich sind die Regularien der Schulkantine und dem umgesetzten Rauchverbot in der Schule. Im Vergleich zu vielen anderen Berufsgruppen haben die Lehrer der Grundschule am Berg die Möglichkeit, die Schulkantine mit einer ausgewogenen warmen Mahlzeit zu nutzen. Ebenfalls steht den Lehrkräften in ihrer Freizeit eine kostengünstige Nutzung der sportlichen Kooperationspartner und Institutionen zur Verfügung.

Laut Scheuch et al. (2015) liegt der Krankenstand von Lehrkräften meist unter dem Versicherten Durchschnitt. Die Krankheitsdauer ist bei allen Muskel-Skelett-Erkrankungen gering, jedoch höher bei psychischen Erkrankungen. Lehrerinnen sind häufiger krank als Lehrer. Diese Tatsache findet in der Grundschule am Berg bislang keine Berücksichtigung durch die Schulleitung, obwohl der Großteil der Lehrkräfte weiblich ist.

1.4 Ableitung von Handlungsschwerpunkten

Auf Grundlage der Rahmenbedingungen im Setting und der allgemeinen Datenlage werden nun je zwei zentrale Handlungsschwerpunkte dargestellt. Es wird erläutert inwieweit der Schule eine besondere Bedeutung in der Gesundheitsförderung zukommt.

1.4.1 Handlungsschwerpunkte für Schüler

Gesunde Ernährung im Schulalltag für alle Schüler

Momentan hat das Setting der Schule keinen Einfluss auf die Ernährung vor und nach dem Schulaufenthalt und nur begrenzt während der Schulzeit. Mit Hilfe des gewählten Handlungsschwerpunktes soll einerseits eine Brücke zu den Eltern der Kinder geschlagen werden, um eine umfassende gesundheitsorientierte Ernährung zu gewährleisten. Andererseits sollen Subventionspartner für die Schulkantine gefunden und die Kosten gesenkt werden, um jedem Schüler ein verhältnismäßig günstiges und gesundes Mittagessen zur Verfügung zu stellen. Eine gesunde Ernährung ist sowohl für die körperliche Gesundheit, als auch für die geistige Entwicklung und Konzentrationsfähigkeit im Unterricht notwendig.

Förderung von Sozialkompetenzen der Schüler und Eltern

Durch den erhöhten Migrationshintergrund und den niedrigen Sozialstatus der Familien bestehen momentan Schwierigkeiten Freundschaften auch außerschulisch zu führen. Durch eine kostengünstige Möglichkeit, die Eltern der Schüler mit den Schulpartnern zu vernetzen, werden sowohl Sozialkompetenzen der Eltern, als auch der Schüler gestärkt. Da die Schüler oft bis zu 12 Stunden am Tag in der Schule verbringen können, ist es wichtig, die Eltern in diesen Lebensabschnitt zu integrieren. So kann eine bessere Familienbindung entstehen und durch gemeinsame körperliche Tätigkeiten auch Freundschaften zwischen den Eltern möglich werden, welche der sozialen Gesundheit der Kinder zuträglich wären.

Bedeutung des Settings zur Gesundheitsförderung

Ein wichtiger Aspekt, weshalb der Schule eine große Bedeutung in der Gesundheitsförderung zukommt, ist die Aufenthaltsdauer in der Schule. Die meisten Schüler verbringen montags bis freitags 12 Stunden auf dem Schulgelände, was einen Großteil ihrer Wochentage ausmacht. Während dieser Zeit können Regeln im Umgang miteinander gefestigt werden. Oft kommen die Schüler aus sozial benachteiligten Familien. Der lange Aufenthalt sorgt ebenfalls für gefestigte Strukturen im Laufe des Tages.

Ein weiterer wichtiger Aspekt ist die Betreuung nach der regulären Unterrichtszeit. Durch die kostenlosen Sportangebote können die Kinder ihre körperliche Aktivität in Kindesalter ausleben, ohne auf finanzielle Unterstützung aus der Familie angewiesen zu sein. Zudem wird durch den hohen Anteil der Schüler mit Migrationshintergrund gerade beim Sport eine hohe Akzeptanz und ein gesunder Umgang miteinander gelehrt. Dieser Umgang ist durch kulturelle Unterschiede und große Distanzen der Elternhäuser erschwert außerschulisch erschwert.

Ebenfalls ist der Unterricht ein wichtiger Ort des Zusammentreffens. Gerade in der Grundschule sind durch unterschiedliche Lerngeschwindigkeiten Toleranz und Hilfe gegenüber Schülern mit Sprachbarrieren oder Lernhindernissen wichtige Eigenschaften, die erlernt werden. Die Sozialkompetenz im Umgang mit verschiedenen Charakteren und Migrationshintergründen sorgt für eine soziale Gesundheit, auch über den Schulalltag hinaus.

Die Schule deckt sowohl körperliche, geistige und soziale Gesundheitsaspekte ab.

1.4.2   Handlungsschwerpunkte für Lehrer

<u>Schaffen von Rahmenbedingungen zur Stressbewältigung</u>

Momentan haben Lehrer nicht ausreichend Räume und Zeiten Pause einzuhalten. Durch den Fachkräftemangel der Sonderpädagogen sind die momentanen Klassengrößen schwer für einen Lehrer zu handhaben. Zudem sind die geplanten 60 Minuten Unterrichtseinheiten sowohl eine lange Aufmerksamkeitsspanne für die Schüler, als auch ein großer Vermittlungsdruck für die Lehrer. Die Schule bietet noch ungenutzte Räume, welche als Ruheräume für die Lehrer in den Pausen genutzt werden könnten. Der Lautstärkepegel im Unterricht, auf dem Schulhof oder in den Gängen stellt für die Lehrer einen erheblichen Stressfaktor dar. Zu der Verbesserung der Rahmenbedingungen müssten somit sowohl Prozesse im Unterricht, als auch in der Personalstruktur verändert werden. Sollte dies nicht umsetzbar sein, sind zumindest logistische Maßnahmen im Rahmen der Schaffung von Ruheräumen möglich. Dies könnte die in 1.3.2 angesprochenen psychischen Belastungsparameter senken.

Förderung von Kompetenzen zur Stressbewältigung

Das Kollegium setzt sich aus einer großen Altersspanne zusammen. Somit kann nicht klar gesagt werden, inwieweit Kompetenzen zur Stressbewältigung bekannt sind. Kurse oder Weiterbildungen könnte man kostengünstig mit den Kooperationspartnern der Schule für Lehrer integrieren. Da die Lehrer oft Überstunden machen und ihre Arbeit mit nach Hause nehmen, sind Übungen nicht nur für den Schulalltag, sondern für den gesamten Tag entscheidend. Es geht hierbei nicht nur um körperliche Techniken, wie PMR oder Traumreisen, sondern auch um die Entwicklung von Bewältigungsstrategien bei erhöhtem Arbeitsvolumen, aber auch bei emotionalem oder sozialem Stress im Umgang mit den Schülern oder Eltern. Die nicht selten ungefestigten Strukturen der Familien sind für die Lehrer oft ein hoher emotionaler Stressor mit dem der Umgang gelehrt werden soll.

Bedeutung des Settings zur Gesundheitsförderung

Auch für Lehrer stellt die Schule körperlich, sozial und geistig ein Ort für die Gesundheitsförderung dar.

Ähnlich wie bei den Schülern, aber etwas kürzer, stellt der Aufenthalt im Setting einen großen Teil des Tages dar. Durch die Verantwortung und den Kontakt mit einer Vielzahl an Schülern sind Lehrer sowohl sozial, als auch geistig gefordert und können ihre Fähigkeiten durch stetige Herausforderungen im Umgang mit der Schulklasse festigen.

Auch vom Aspekt der körperlichen Gesundheit bieten die Kooperationen der Schule mit anderen Institutionen die Möglichkeit sich sportlich zu betätigen. Zudem liefert die örtliche Schulkantine Hilfestellung, eine gesunde Ernährung im beruflichen Alltag umzusetzen.

Einen weiteren Aspekt stellt das Kollegium und die Schulleitung dar. Im Vergleich zu anderen Berufen befinden sich die meisten Lehrer auf der gleichen Hirarchieebene. Es besteht keine Wertschöpfungskette oder eine Dienstleistung, welche monetarisiert wird. Jeder Lehrer muss sich mit seinem Beruf identifizieren, um geistig gesund seinem eigenen Anspruch im Unterricht gerecht zu werden. Auch wenn für viele Lehrer genau dieser Aspekt die größte Hürde ist, bietet es ebenso eine große Chance auf emotionaler Ebene mit seinem Beruf zufrieden zu sein und geistig gesund zu bleiben.

2 Schwerpunktthema Räume zur Stressreduzierung

2.1 Status quo und Ausgangssituation

Da die Schule über 30 Unterrichtsräume verfügt, aber momentan maximal 20 Klassen parallel unterrichtet werden, bieten sich Möglichkeiten, Räume zur Erholung zu schaffen. 90 % der Lehrer haben während ihrer Arbeitszeit an der Schule mindestens eine freie Unterrichtsstunde. Viele Lehrer planen zur Unterrichtsvor- und Nachbereitung Zeit ein, für welche die Schule momentan nur das Lehrerzimmer bietet. Hier herrscht oft eine laute Geräuschkulisse, da es bislang der einzige Ort für den Austausch zwischen den Lehrern darstellt. Somit haben die Lehrer weder keine persönliche Rückzugs- und Entspannungsorte, noch eine stille Umgebung um in Ruhe zu arbeiten.

2.2 Thema und Zielgruppe

Als ein Schwerpunktthema wurde das Schaffen von Räumen zur Stressreduzierung für Lehrkräfte ausgewählt. Wie bereits in Kapitel 1.3.2 geschildert, sind mehr als 50 % der Arbeitsunfähigkeitstage psychisch bedingte Ausfälle bei Lehrern (Krause et al. 2010, S. 59). Hiervon sind alle Altersklassen der Lehrer gleichermaßen betroffen, wodurch das Gesundheitsförderungsprojekt auch alle Lehrkräfte der Schule als Zielgruppe betrachtet. Hinzu kommen alle pädagogischen Hilfskräfte, welche für eine Entlastung der Lehrer im Unterricht Sorge tragen und eine besondere Betreuung der Kinder mit Lernschwierigkeiten gewährleisten sollen.

2.3 Bedeutung für die Grundschule am Berg

Die Maßnahme ist für die Grundschule am Berg von hoher Bedeutung, da rund 75 % der Lehrer weiblich sind und wie bereits geschildert hier ein erhöhtes Risiko an Stressaufkommen im Berufsalltag vorherrscht. Aufgrund des Fachkräftemangels des pädagogischen Hilfspersonals sollten die Lehrkräfte, die an der Schule unterrichten, langfristig gesund und belastbar bleiben, um Unterrichtsausfälle zu vermeiden. Ebenfalls wirkt sich eine gesunde Psyche der Lehrer und Hilfskräfte auf die Qualität des Unterrichtes und den damit verbundenen Lerneffekt bei den Schülern aus.

2.4 Ziel des Gesundheitsförderungsprojektes

Ziel der Maßnahme soll das Schaffen von Räumen zur Stressreduzierung sein. Einerseits soll ein Ruheraum für Lehrkräfte geschaffen werden, in welchem eine Pause ohne Kommunikation möglich ist. Andererseits soll ein weiterer Raum geschaffen werden, in welchem die Unterrichtsvor- und Nachbereitung mit einer reduzierten Geräuschkulisse stattfinden kann. Der Ruheraum ist für die Freistunden oder Pausen der Lehrkräfte während des Arbeitstages gedacht, hier sollen wenn möglich Kurse durch die Kooperationspartner der Schule zur Stressbewältigung angeboten werden (PMR, Traumreisen etc.). zudem soll der Raum Sofas, bequeme Sitzmöglichkeiten und Liegemöglichkeiten bieten um sowohl dem Körper, als auch dem Geist eine Pause bieten, zu können. Der Arbeitsraum bietet den Lehrern die Möglichkeit, zeitnah nach dem Unterricht die damit verbundenen Aufgaben zu erledigen oder Unterrichte vorzubereiten. So wird einerseits vermieden, dass Lehrer ihre Arbeit mit nach Hause nehmen und sich in ihrer persönlichen Umgebung mit Aufgaben der Schule beschäftigen (Trennung von Arbeit und Freizeit). Andererseits wird die Möglichkeit geboten, in relativer Ruhe und Konzentration an anstehenden Aufgaben zu arbeiten und im konkreten Austausch mit dem pädagogischen Hilfspersonal gezielter einschätzen und beurteilen zu können. Die beiden Räume bieten den Lehrkräften einen Ruhe- und Arbeitsraum während des Schulaufenthaltes, um die psychischen Belastungen zu senken, den Krankheitsstand zu mindern und somit einen zielorientierten Unterricht zu gewährleisten.

3   Recherche Modellprojekt

Tabelle 3: Modellprojekt zur Gesundheitsförderung (eigene Darstellung)

Titel	Betriebliche Gesundheitsförderung in berufsbildenden Schulen – Entwicklung von Maßnahmen und Strategien
Projektlaufzeit	01.01.2003 bis 31.08.2005
Institutionen	Auftraggeber: DAK, GUVV W-L, BUK Durchführung: Universität Lüneburg, Institut für Psychologie Beteiligte Schulen: Berufsschule Verden/Aller, Winsen/Luhe, Ludwig-Erhard-Berufskolleg Paderborn, Diakoniekolleg und Annastift Hannover Diagnoseschulen: Staatliche Handelsschule mit Wirtschaftsgymnasium Gropiusring, Staatliche Handelsschule Bergedorf, Staatliche Gewerbeschule Bautechnik, Berufliche Schule des Kreises Segeberg
Ausgangssituation und Ziele	Ziel des Projektes ist eine nachhaltige Gesundheitsförderung bei Berufsschullehrkräften. Jeder Schule erhielt 5000 Euro für selbstgesteuerte Interventionsmaßnahmen.
Methoden Projektaufbau Projektablauf	In den Schulen wurde jeweils ein Steuerkreis eingerichtet. Zudem gab es verschiedene moderierte Projektgruppen. Es wurden selbst gewählte Themenbereiche mit dem Schwerpunkt Verhältnisprävention und Verhaltensprävention abgedeckt. Zum Thema Verhältnisprävention zählt der Bereich der Arbeitsplatzgestaltung. Jede Schule konnte selbst bestimmt 5000 Euro in Maßnahmen investieren. Hier wurden an zwei Schulen Lehrerzimmer umgestaltet und in einer anderen Schule ein Ruheraum für Lehrer geschaffen. Grundsätzlich wurde das Projekt in 4 Phasen gegliedert. Planung, Diagnose, Intervention und Abschluss.
Evaluation Ergebnisse	Evaluation: Mittels Fragebogen wurden physische und psychische Beanspruchung, Arbeits- und Lebenszufriedenheit, schulspezifische Belastungen und personale Ressourcen erfasst. Die Wirksamkeit der Maßnahmen wurde nach einem Jahr empirisch geprüft. Ebenfalls wurden Gruppenprozesse erfasst und evaluiert. Ergebnisse: Die Schulen unterscheiden sich stark bezüglich ihrer Stärken, Schwächen, Belastungen und Ressourcen. Es besteht Potential in der gegenseitigen Unterstützung und gemeinsamen Gestaltung von Arbeitsbedingungen. Eine schulspezifische Maßnahme ist erfolgversprechend.
Schlussfolgerungen	Eine Entwicklung von Problemlösungen selbst gesteuert durch Lehrer ist sinnvoll um Kooperationen und Problemlösungsfähigkeiten zu stärken. Durch die variablen Stärken und Schwächen der Schulen sollten alle beteiligten Personengruppen integriert werden. Eine Veränderungsbereitschaft ist unabdingbar für den Erfolg einer Maßnahme.
Literaturquellen	DAK, (2006). Lehrergesundheit – Baustein einer guten gesunden Schule Impulse für eine gesundheitsfördernde Organisationsentwicklung. Zugriff am 19.04.2019. Verfügbar unter https://www.sichere-schule.de/_docs/pdf/handbuch_lehrergesundheit.pdf Schumacher, L., Nieskens, B., Bräuer, H. & Sieland, B. (2005). Nachhaltige Gesundheitsförderung durch Organisationsentwicklung - Ein Modellprojekt für Berufsschullehrkräfte. Gesundheitswesen (Bundesverband der Ärzte des Öffentlichen Gesundheitsdienstes (Germany)), 67 (2), 141-144.

Tabelle 3 stellt ein Modellprojekt zur Gesundheitsförderung bei Berufsschullehrern dar. Berufsschullehrer haben vergleichbare Anforderungen und Belastungen wie Lehrkräfte an Schulen für Kinder und Jugendliche. Wie bei Lehrern sind 50 % der krankheitsbedingten vorzeitigen Pensionierungen psychisch oder psychosomatisch bedingt (Weber, Weltle & Lederer, 2003).

Im Rahmen der Untersuchung wurde ebenfalls ein Ruheraum in einer Schule geschaffen. Das Ziel des Projektes war eine nachhaltige Gesundheitsförderung bei Berufsschullehrkräften mit dem Fokus, psychische und psychosomatische Belastungen zu minimieren.

Im Modellprojekt wurde den Schulen jeweils 5000 Euro zur Verfügung gestellt (im regulären Schulbetrieb der Länder und des Bundes stellt dies kein realitätsnahes Szenario dar). Die selbstbestimmte Nutzung der Finanzmittel bewirkt die Beteiligung aller Personengruppen im Setting. Dadurch werden alle Belange und Wünsche gehört und in der Planung, sofern relevant, berücksichtigt. Die Kommunikation zwischen den verschiedenen Personengruppen stellt das größte Potential dar, die Probleme der Schule aufzudecken und zu beseitigen, bzw. Chancen zu entdecken. Dies wird durch den Steuerungskreis und die Projektgruppen positiv verstärkt. Die Methodik ist demnach zielführend für das Setting aufgrund der unterschiedlichen Interessen.

Wie in den Ergebnissen aus Tabelle 3 ersichtlich, hat jede Schule ein ganz individuelles Profil und verschiedene Stärken und Ressourcen. Die gewählten Methoden sind zielführend hinsichtlich der Ausarbeitung dieses Profils. Ohne eine genaue Aufstellung der Eigenschaften der Schule, können keine geeigneten Maßnahmen abgeleitet werden, welche die psychischen Belastungen minimieren können. Die Evaluationsmethodik ist aufgrund der Vielseitigkeit der Fragen zielführend und hilft den Lehrern auch ihre eigene Situation besser einschätzen zu können. Die gewählte Methodik, als auch die Evaluationstechnik sind demnach allgemein übertragbar auf das Setting.

4 Literaturverzeichnis

DAK, (2006). *Lehrergesundheit – Baustein einer guten gesunden Schule Impulse für eine gesundheitsfördernde Organisationsentwicklung.* Zugriff am 19.04.2019. Verfügbar unter https://www.sichere-schule.de/_docs/pdf/handbuch_lehrergesundheit.pdf

Deutsche Gesellschaft für Ernährung. (2012). *5 am Tag.* Zugriff am 17.04.2019. Verfügbar unter https://www.dge.de/ernaehrungspraxis/vollwertige-ernaehrung/5-am-tag/

Krause, A., Meder, L., Philipp, A. & Schüpbach, H. (2010). Gesundheit, Arbeitssituation und Leistungsfähigkeit der Lehrkräfte. Ein Systematischer Überblick. In P. Paulus (Hrsg.). *Bildungsförderung durch Gesundheit. Bestandsaufnahme und Perspektiven für eine gute gesunde Schule* (Gesundheitsforschung, S. 57–85). Weinheim: Juventa.

Kurth, B.-M. & Rosario, A. S. (2007). *Die Verbreitung von Übergewicht und Adipositas bei Kindern und Jugendlichen in Deutschland. Ergebnisse des bundesweiten Kinder- und Jugendgesundheitssurveys (KIGGS):* Robert Koch-Institut, Epidemiologie und Gesundheitsberichterstattung.

mpfs. (2017a). *Smartphone-Besitz von Kindern in Deutschland im Jahr 2016 nach Altersgruppen.* Zugriff am 18.04.2019. Verfügbar unter https://de.statista.com/statistik/daten/studie/1104/umfrage/smartphone-besitz-von-kindern-nach-altersgruppen/

mpfs. (2017b). *Wie lange nutzt Ihr Kind ungefähr täglich folgende Medien?.* Zugriff am 18.04.2019. Verfügbar unter https://de.statista.com/statistik/daten/studie/30691/umfrage/nutzungsdauer-von-medien-durch-kinder/

Robert Koch-Institut. (2013). *KIGGS Die Gesundheit von Kindern und Jugendlichen in Deutschland.* Zugriff am 17.04.2019. Verfügbar unter https://www.kiggs-studie.de/fileadmin/KiGGS-Dokumente/kiggs_tn_broschuere_web.pdf

Robert Koch-Institut & Bundeszentrale für gesundheitliche Aufklärung. (2008). *Erkennen – Bewerten – Handeln: Zur Gesundheit von Kindern und Jugendlichen in Deutschland.* Berlin: Robert Koch-Institut.

Schaarschmidt, U. (2011). Die Förderung der psychischen Gesundheit von Lehrerinnen und Lehrern – eine eindringliche Aufgabe. In W. Dür & R. Felder-Puig /Hrsg.), *Lehrbuch Schulische Gesundheitsförderung* (1. Aufl., S. 151–162). Bern: Hans Huber.

Scheuch, K., Haufe, E. & Seibt, R. (2015). Teachers' Health. *Deutsches Ärzteblatt international, 112* (20), 347–356.

Schumacher, L., Nieskens, B., Bräuer, H. & Sieland, B. (2005). Nachhaltige Gesundheitsförderung durch Organisationsentwicklung - Ein Modellprojekt für Berufsschullehrkräfte. *Gesundheitswesen (Bundesverband der Ärzte des Öffentlichen Gesundheitsdienstes (Germany)), 67* (2), 141–144.

Statistisches Bundesamt. (2017). *Zahl der Pensionierung von Lehrkräften bleibt hoch.* Pressemitteilung Nr. 460 vom 18.12.2017. Zugriff am 18.04.2019. Verfügbar unter https://www.destatis.de/DE/Presse/Pressemitteilungen/2017/12/PD17_460_742.html

Weber, A., Weltle, D., Lederer, P. (2003). Frühpensionierung statt Prävention? – Zur Problematik der Frühinvalidität im Schuldienst. *Zeitschrift für Arbeitsmedizin Sozialmedizin Umweltmedizin, 39* (7), 376–384.

5   Abbildungs- und Tabellenverzeichnis

5.1   Abbildungsverzeichnis

5.2   Tabellenverzeichnis

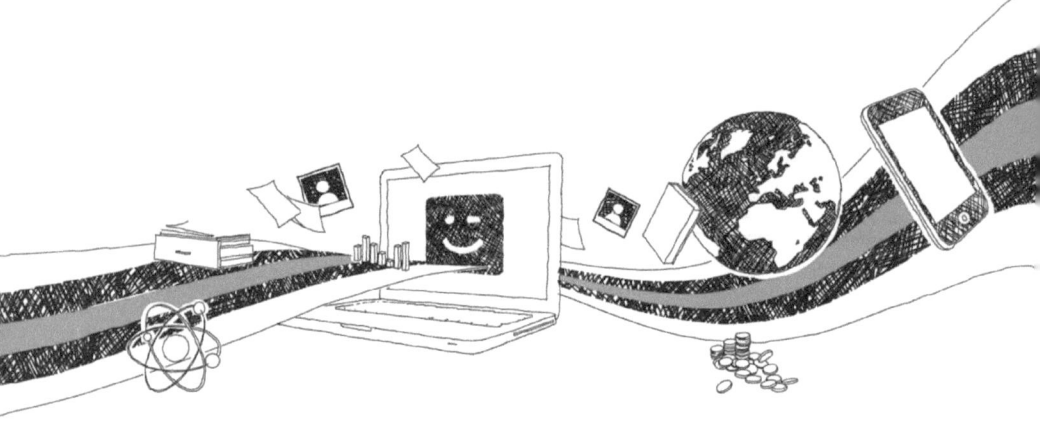
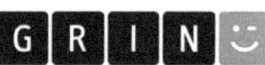